Sara El Bouazzati Puyol
Mª Alejandra Asensio Ruiz
Manuel Soria Soto

Síntesis y desarrollo de fármacos para la Esclerosis Múltiple

Sara El Bouazzati Puyol
Mª Alejandra Asensio Ruiz
Manuel Soria Soto

Síntesis y desarrollo de fármacos para la Esclerosis Múltiple

Revisión bibliográfica

PUBLICIA

Imprint
Any brand names and product names mentioned in this book are subject to trademark, brand or patent protection and are trademarks or registered trademarks of their respective holders. The use of brand names, product names, common names, trade names, product descriptions etc. even without a particular marking in this work is in no way to be construed to mean that such names may be regarded as unrestricted in respect of trademark and brand protection legislation and could thus be used by anyone.

Cover image: www.ingimage.com

Publisher:
PUBLICIA
is a trademark of
Dodo Books Indian Ocean Ltd. and OmniScriptum S.R.L publishing group

120 High Road, East Finchley, London, N2 9ED, United Kingdom
Str. Armeneasca 28/1, office 1, Chisinau MD-2012, Republic of Moldova, Europe
Printed at: see last page
ISBN: 978-3-639-55548-6

SÍNTESIS Y DESARROLLO DE FÁRMACOS PARA LA ESCLEROSIS MÚLTIPLE.

Autores:

Sara El Bouazzati Puyol
Mª Alejandra Asensio Ruiz
Manuel Soria Soto

ÍNDICE:

I. RESUMEN:

La esclerosis múltiple es una enfermedad autoinmune conocida por afectar al sistema nervioso central (SNC), produciendo una desmielinización de los axones de las neuronas alterando, de esta manera, el funcionamiento normal de la transmisión nerviosa. Es considerada la causante principal de discapacidad neurológica tanto en adultos como en jóvenes.

Su evolución clínica es impredecible y su diagnóstico se hace en base al cuadro clínico que normalmente son brotes agudos neurológicos que pueden remitir posteriormente y en otros casos pueden ser progresivos hasta producir la muerte. En base a esto se definirán y distinguirán diferentes tipos de esclerosis múltiple.

Hasta el día de hoy no se ha encontrado una cura para la esclerosis múltiple y sigue siendo un reto para los médicos y los investigadores que la estudian. Aunque, para conseguir un diagnóstico diferencial nos ayudamos de los criterios de McDonald, de la aparición y desarrollo de las técnicas de resonancia magnética nuclear (RMN) como nuevo medio de diagnóstico. También se analizarán una serie de fármacos útiles para el tratamiento como son los interferones beta, que han implicado un gran cambio en el pronóstico, en la mejora de la calidad de los pacientes con esta enfermedad y en conseguir que su avance sea más lento.

En España hay aproximadamente 40.000 personas diagnosticadas con esta enfermedad, en Europa existen medio millón y solo en Estados Unidos aproximadamente 300.000[5]. Se ha comprobado que la mitad de los pacientes con esclerosis múltiple son incapaces de caminar a los 15 años tras el inicio.

Por último, vamos a centrarnos en estudiar el desarrollo, la síntesis y las relaciones estructura-actividad del fármaco Mitoxantrona, el cual ha demostrado ser uno de compuestos más potentes entre los derivados antraquinónicos y que actúa como inmunomodulador e inmunosupresor en el tratamiento de esta enfermedad.

II. OBJETIVOS:

El principal objetivo de este trabajo bibliográfico es conocer qué es la esclerosis múltiple, sus factores de riesgo, la fisiopatología, así como los signos y síntomas que presenta. Análisis de las principales estrategias seguidas en la utilización de diferentes fármacos, para su tratamiento, investigando acerca de los resultados obtenidos en diferentes estudios y mostrando las conclusiones más notables.

III. INTRODUCCIÓN:

1. ESCLEROSIS MÚLTIPLE

La esclerosis múltiple se define como una enfermedad autoinmune, neurológica, inflamatoria, generalmente progresiva y crónica que afecta a jóvenes y adultos de edades comprendidas entre los 20 y los 40 años. Desde un enfoque bioquímico hay una destrucción de la mielina en los axones del sistema nervioso central (SNC), que es la causante de los síntomas de esta enfermedad. Se desconocen las causas, pero si se saben los posibles factores de riesgo que la inducen.

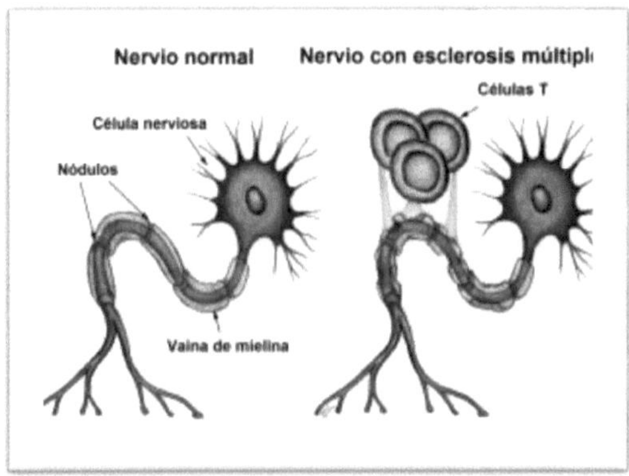

Figura 1. Ataque de las células T al nervio[13].

2. CLASIFICACIÓN CLÍNICA

Los síntomas de esta enfermedad son muy variables y van a depender de:

- La zona del sistema nervioso central dañada.
- La capacidad del organismo para recuperarse.
- Y, sobre todo, principalmente del tipo de esclerosis múltiple que se padezca.

Los síntomas se ponen de manifiesto en forma de brotes, los cuales pueden tener una duración que oscila entre varios de días, semanas o incluso meses.
Se define un brote, ataque o exacerbación, a la presentación de los síntomas o al empeoramiento de éstos, achacables a la enfermedad, con cambios en el examen neurológico, que persisten más de 24 horas y que se haya mantenido previamente a dicha manifestación o brote, estable al menos 30 días, con una ausencia de fiebre o infección [4].

Las manifestaciones clínicas más comunes son:

- En un 50% de los pacientes se inicia con trastornos sensitivos-motores en uno o varios miembros.
- En un 25% de ellos comienza con neuritis óptica.

- Aproximadamente en un 10% de los enfermos, se inician estas manifestaciones con signos tales como fatiga, vejiga neurogénica, diplopía por oftalmoplejía internuclear, disartria, nistagmo, ataxia, vértigos y síntomas paroxísticos como la neuralgia trigeminal. Son más inusuales los signos extrapiramidales como la corea o rigidez y los signos corticales como son la demencia, apraxia o las convulsiones[4].

En base a su curso clínico la esclerosis múltiple (EM) se puede clasificar en cuatro tipos:

- *EM remitente-recurrente*: es el tipo más común, ya que se inicia de esta manera en aproximadamente el 85% de los pacientes y se presenta regularmente con brotes agudos de tipo neurológico, pero finalmente los síntomas remiten o se solucionan completamente.

- *EM secundariamente progresiva*: afecta al 25% de los casos y aparece después de una o varias décadas tras de la aparición de la anterior y siendo más grave. Cada nueva recaída es más severa que la anterior y estas recaídas empiezan a ser poco frecuentes, siendo sustituidas por el agravamiento gradual de los síntomas neurológicos, haciendo que empeore progresivamente la situación clínica del paciente.

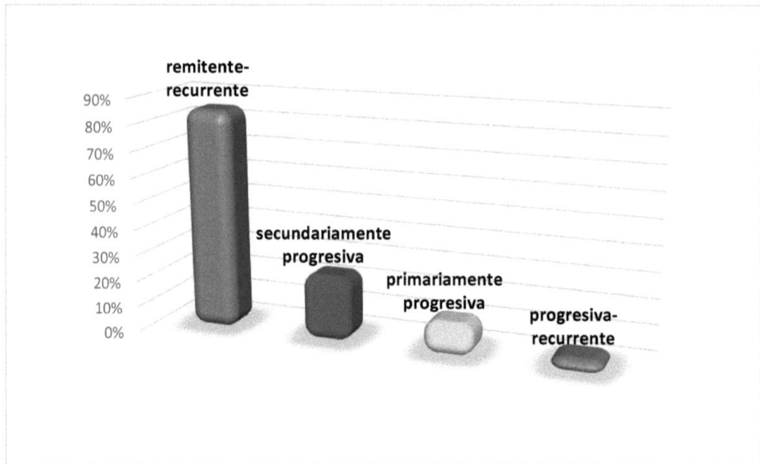

Figura 2. Porcentaje de pacientes afectados según el tipo de EM.

- *EM primariamente progresiva*: este tipo se caracteriza porque los signos y síntomas se agravan desde el inicio sin haber fases de remisión, aunque puede ocurrir que haya periodos donde los síntomas sean estables. Normalmente los síntomas son mielopáticos y este tipo presenta resistencia a los medicamentos actuales. Afecta a un porcentaje de población que oscila entre el 10% y 15% de los pacientes.

- *EM progresiva-recurrente:* es la forma clínica que se presenta con menor frecuencia, en menos de un 5% de los pacientes. Consiste en un subtipo de la anterior, pero con una forma progresiva sin fases de remisión, así como con imprevistos agravamientos. Se diferencia del primer tipo en que, tras realizar una resonancia magnética al paciente, se observan pocas lesiones cerebrales y espinales, además de diferenciarse a nivel patológico, inmunológico y clínico.

3. PATOGENIA:

La causa de la esclerosis múltiple es desconocida, pero se han sugerido diferentes mecanismos de patogenia. Los últimos estudios nos llevan a pensar que los factores desencadenantes son debidos a la unión de los factores ambientales y genéticos producidos por cambios en el sistema inmune. Esta patología cursa con inflamación perivenosa, con desmielinización, remielinización inestable, daño axonal y gliosis.

La mielina es muy importante para la protección del axón y para la conducción nerviosa. Está constituida por varias proteínas que van a ser liberadas en el momento en que la mielina es destruida, y que con posterioridad van a ser reconocidas por el complejo de histocompatibilidad tipo II (CMH-II), responsable de la activación del complejo receptor de las células T.

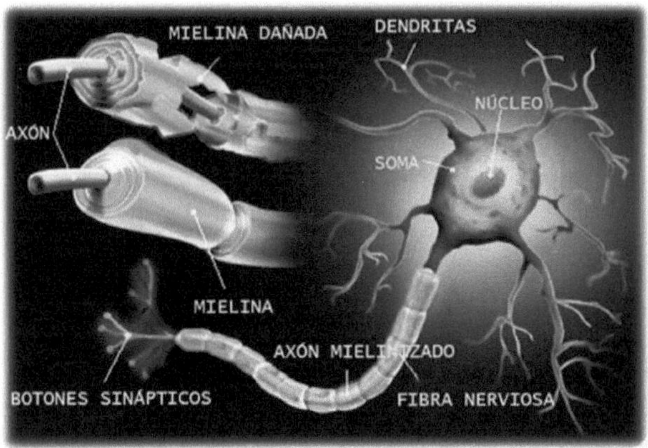

Figura 3. Mielina dañada[5].

Se produce una respuesta que es llevada a cabo por clones autorreactivos de células T, los cuales actúan contra antígenos propios. Estos clones van a tener la capacidad de adherirse al endotelio y llegar así al interior del Sistema Nervioso Central, causando un proceso inflamatorio y destruyendo la mielina. Esta destrucción o daño a la mielina se cree que es a causa de una respuesta errónea del sistema inmune y por un desarrollo anómalo de los canales de sodio en la membrana, entra el sodio y se intercambia por calcio, lo que va provocar la degeneración neural y una conducción nerviosa más lenta o incluso un bloqueo, además de prolongar el período refractario manifestándose el síntoma de fatiga en los pacientes en momentos de actividad física.

Cuando llegan las células T en el SNC pueden generarse dos tipos de respuesta las TH1 y la TH2.

La TH1 se caracteriza por producir citocinas proinflamatorias como son la IL2, TNF e IFN, y por promover la distinción hacia la respuesta TH1 y frenar la TH2, en cambio la respuesta TH2, actúa al contrario que la anterior ya que promueve la respuesta TH2 y frena la TH1, produciendo citocinas antiinflamatorias como la IL4, Il5, Il6, Il10 e Il13, ayudando a la regulación de la inmunidad humoral y disminuyendo la inflamación.

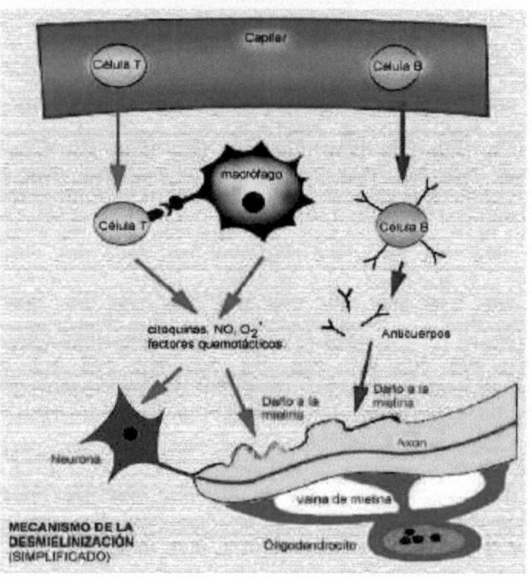

Figura 4. Mecanismo de la desmielinización[15].

En la EM predomina la respuesta TH1 y la activación de esta respuesta va a poner en marcha a los macrófagos que fomentan la desmielinización, convirtiéndose en los causantes del inicio de las lesiones. Unido a la desmielinización, ocurre la remielinización, proceso que trata de conservar los oligodendrocitos, aunque no siempre esto hace que la función mejore ya que la mielina nueva puede no ser fisiológicamente normal[3].

4. FACTORES DE RIESGO:

La esclerosis múltiple es una de las enfermedades que está siendo más investigada en la actualidad, sin embargo, se desconocen todavía con claridad algunos aspectos importantes. Los factores de riesgo conocidos que ayudan a desencadenar este trastorno son:

- *Infecciones víricas* como la varicela, el sarampión, el virus del herpes simplex y sobre todo el virus Epstein-Barr. Se ha podido comprobar que casi la totalidad de los pacientes con EM, son seropositivo en este último virus.

- El *sexo femenino* se ve más afectado que el masculino como ocurre en casi todos los casos de enfermedades autoinmunes. Además, el desarrollo clínico es diferente en cada uno de los sexos. En el caso de las mujeres se presenta fundamentalmente en la forma de remitente-recurrente y para los hombres en formas más progresivas.
- Vivir en *latitudes altas* y la *poca exposición a la luz solar* son dos aspectos muy unidos al riesgo de EM, por la carencia de vitamina D que conlleva. Ligada a esta vitamina aparecen cualidades inmunomodulatorias que indican su influencia en el desarrollo de la enfermedad.
- Las *personas nacidas en el mes de mayo*, también son consideradas en situación de riesgo a consecuencia de que durante el embarazo la madre no ha recibido mucha vitamina D, afectando de esta manera al feto.
- El *humo del tabaco* se ha comprobado que es un factor muy importante de riesgo, ya que es capaz de empeorar la progresión de la EM, aumentando y activando marcadores importantes de la inflamación y enfermedades autoinmunes[3]. Los fumadores multiplican por dos el riesgo de padecer la enfermedad en comparación con los no fumadores.
- Por último, también juega un papel fundamental el *factor genético*.

IV. EVALUACIÓN CLÍNICA

La EM es considerada una enfermedad cuya evolución clínica es impredecible, con una gran diversidad de síntomas, lo cual dificulta una valoración clínica específica. Como se ha explicado anteriormente, la lesión que se produce en la mielina de las células nerviosas es la causante de los síntomas de la esclerosis múltiple. Se producen alteraciones de la vista, dificultades con la coordinación y el equilibrio, debilidad muscular, dificultad en el pensamiento y la memoria, entumecimiento, picazón o pinchazos. Estos síntomas pueden parecerse a los de otras patologías neurológicas, por ello la EM se diagnostica descartando otras enfermedades.

Es difícil valorar y cuantificar las modificaciones que produce la esclerosis múltiple, pero es esencial hacerlo para poder seguir la evolución de los pacientes de manera objetiva. Para poder conseguirlo, es conveniente conocer tres afectaciones que produce la enfermedad:

- Deficiencia o falta de función (Impairment): alude a la deficiencia, o alteración de la función de un miembro, órgano o tejido. No se relaciona con la capacidad funcional, pero sí con los signos y síntomas o lesiones del órgano[20].

- Discapacidad (Disability): es la transcendencia que causa el defecto funcional en el paciente. Se relaciona con la pérdida o limitación funcional que resultan de la deficiencia. Si aparece ya un grado de transcendencia que dificulta al paciente a realizar tareas normales diarias, éste se va a calificar como discapacitante[20].

- Desventaja social (Handicap): es el resultado social de la falta de función anterior. Se relaciona con las consecuencias de la discapacidad en diferentes terrenos como son el social, el laboral, en las aficiones, etc.

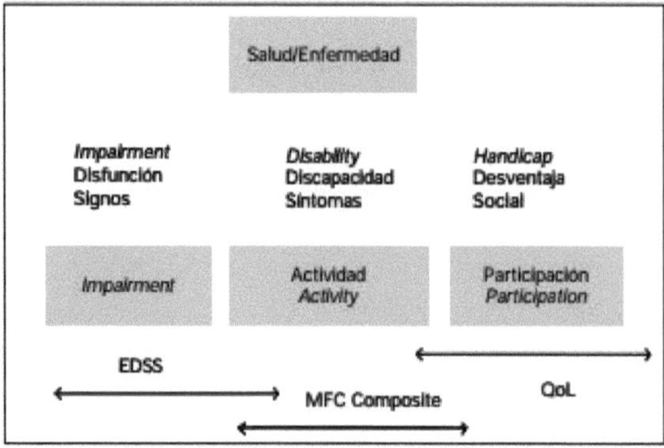

Figura 6. Escalas de medición de la discapacidad en la EM[20]

Notas:

**EDSS: Escala ampliada del estado de discapacidad (Expanded Disability Status Scale.)*

**MFC Composite: Medida Funcional compuesta (Incluida casi en su totalidad en la EDSS.)*

**QoL: Calidad de vida del paciente (Quality of Life.)*

Gracias a los diferentes estudios que se han hecho a lo largo de los años, se han conseguido establecer unas escalas que nos permiten medir diferentes aspectos del desgaste neurológico llevados a cabo por la EM.

Existen diferentes escalas como las de fatiga, de funciones cognitivas y de calidad de vida, la escala múltiple compuesta (Composite) y la escala ampliada del estado de discapacidad (EDSS). Esta última es la más usada y por el momento es considerada básica e insustituible. Ha obtenido un gran prestigio a nivel universal tanto en la evaluación clínica de esta enfermedad como en el seguimiento de los enfermos[19]. En ella se cuantifica la afección de ocho sistemas funcionales (función piramidal, cerebelosa, tronco cerebral, mental, sensitiva, visual, intestinal y vesical), aunque tiene el inconveniente de ser condicionada por la capacidad de deambulación, y a su vez, ésta, condiciona además las puntuaciones de clasificación en dicha escala[3].

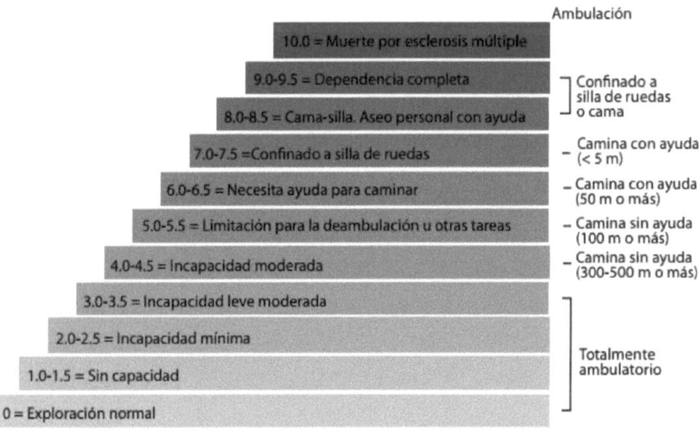

Figura 7. Escala ampliada del estado de discapacidad (EDSS)[3]

En base a esta escala se puede considerar que las características a tener en cuenta para evaluar la respuesta frente al tratamiento y por consiguiente la evolución del paciente, van a ser:

• Número de recaídas.

• Escala ampliada del estado de discapacidad(EDSS).

• Evidencia de cambios en la resonancia magnética(RM): A pesar de que esta técnica se considera un buen método tanto para comprobar la diseminación en el espacio como para certificar las lesiones agudas producidas por las recaídas, no se vincula bien con la evolución del paciente ni se considera un buen método de seguimiento clínico.

V. DIAGNÓSTICO

El diagnóstico es complicado ya que tanto su etiología como su evolución son variables y no se conoce un parámetro determinado para conseguir un diagnóstico diferencial de la EM. Hoy en día se utilizan tres criterios para poder diagnosticar esta enfermedad:

1. Criterios de diseminación espacial: consiste en la visualización de al menos dos placas de desmielinización en la imagen obtenida por resonancia magnética nuclear (RMN).
2. Criterios de diseminación temporal: aparición de dos episodios neurológicos espaciados en el tiempo.
3. Criterio inflamatorio: cuando hay una inflamación crónica del SNC. Tanto en el LCR como en cerebro espinal, se pueden detectar factores proinflamatorios como son el IFN-γ, Factor de Necrosis Tumoral o IL-1[5].

Basándose en estas pautas, se establecieron los Criterios de Diagnóstico McDonald según la evidencia que establecía la RMN alargados en el tiempo:

COMO REALIZAR UN DIAGNÓSTICO DE LA ESLEROSIS MÚLTIPLE	
Presentación Clínica	Datos Complementarios
➢ Dos o más ataques[a]. ➢ Evidencia clínica objetiva de 2 o más lesiones o evidencia clínica objetiva de 1 lesión con evidencia histórica razonable de un ataque previo[b].	Ninguno[c].
➢ Dos o más ataques[a]. ➢ Evidencia clínica objetiva de 1 lesión.	Comprobar la diseminación en el espacio, demostrada por: ➢ Una o más lesiones en T2 en al menos 2 de 4 regiones típicas de EM en SNC (periventricular, yuxtacortical, infratentorial o en medula espinal)[d]. ➢ Esperar por un nuevo ataque[a] clínico que implique un sitio diferente en el SNC.
➢ Un ataque. ➢ Evidencia clínica objetiva de dos o más lesiones.	Comprobar la diseminación en el tiempo, demostrada por: ➢ Aparición a la vez de lesiones asintomáticas positivas de gadolinio y lesiones no gadolinio positivas en cualquier momento. ➢ Una nueva lesión en T2 o gadolinio positivas en el seguimiento con RM, independientemente del tiempo con referencia al estudio previo. ➢ Esperar un segundo ataque clínico[a].
➢ Un ataque[a]. ➢ Evidencia clínica objetiva de una lesión (síndrome clínico aislado o presentación monosintomática.)	Comprobar la diseminación en el tiempo y espacio anteriormente explicadas.
➢ Progresión neurológica insidiosa sugestiva de EM (EM primaria progresiva)	Demostrar: ➢ Un año de progresión de la enfermedad - Dos de tres de los siguientes criterios: 1. Evidencia de diseminación en espacio en el cerebro basado en 1 o más lesiones en T2 en regiones características de la esclerosis múltiple. 2. Evidencia de diseminación en espacio en la médula espinal en base a 2 o más lesiones en T2 a nivel espinal. 3. Pruebas en el LCR positivo.

Tabla 1. Criterios de McDonald 2010 para el diagnóstico de esclerosis múltiple[3].

Notas:

[a] Se entiende por ataque, la información facilitada por el paciente o la observación objetiva de episodios neurológicos agudos que se mantienen más de 24 h en ausencia de fiebre o infección, además un ataque debe ser corroborado con el examen neurológico.[3]

[b] El diagnóstico clínico se basa en hallazgos objetivos de dos o más ataques o en la información sobre un ataque ocurrido en el pasado que debe estar sustentado en hechos objetivos[3].

[c] No se necesitan estudios adicionales, sin embargo, es aconsejable que cualquier diagnóstico de EM sea hecho con acceso a imágenes basadas en estos criterios.

[d] Las lesiones que se acentúen con gadolinio no son necesarias y las lesiones sintomáticas son descartadas en sujetos con síndromes en tallo o medula espinal.

Además de seguir estos criterios, son convenientes para el diagnóstico, los exámenes paraclínicos, que van a consistir en:

EVIDENCIAS EN EXÁMENES PARACLÍNICOS EN EL DIAGNÓSTICO DE LA EM			
DETECTAR RM POSITIVA	**EVIDENCIA DE LA RM EN EL TIEMPO DE DISEMINACIÓN**	**DETECTAR POTENCIALES EVOCADOS VISUALES POSITIVOS**	**DETECTAR LCR POSITIVO**
Que ocurra 3 de los 4 puntos siguientes: I. Aparición de una lesión elevada con Gd o en ausencia de esto, lesiones hiperintensas en T2. II. Como mínimo una lesión infratentorial. III. Como mínimo una lesión yuxtacortical. IV. Como mínimo tres lesiones periventriculares. ** Una lesión en el cerebro puede ser sustituida por una en la médula.*	* Lesión acentuada por Gd mostrada en un escáner llevado a cabo como mínimo a los tres meses tras el comienzo del ataque clínico en una zona diferente al ataque. * Falta de lesiones acentuadas por Gd mostrada en un escáner a los tres meses o presencia de lesiones por Gd a los 3 meses posteriores o una nueva lesión T2.	* Aparecen con retraso, pero con una onda bien definida.	* Aparición de bandas IgG oligoclonales en el LCR y no en la sangre. * Índice de IgG aumentado.

Tabla 2. Exámenes paraclínicos del diagnóstico de la esclerosis múltiple[3].

Hay ciertos diagnósticos diferenciales que pueden ser confundidos con la esclerosis multiple, por ello, es importante tenerlos en cuenta para evitar un mal diagnóstico clínico y errores en el tratamiento posterior. Estos son:

- Enfermedad celíaca
- Deficiencia de vitamina E
- Enfermedad de Wilson
- Porfiria
- CADASIL (arteriopatia cerebral autosómica dominante con infartos subcorticales y leucoencefalopatia)
- Linfoma de sistema nervioso central
- Síndrome paraneoplásico
- Espondilosis
- Siringomielia
- Malformación vascular medular
- Encefalomielitis diseminada aguda
- Enfermedad de Devic (neuromielitis óptica)
- Enfermedad de Bechet
- Sarcoidosis
- Síndrome de Sjögren
- Lupus eritematoso sistémico
- Neuropatía aguda óptica isquémica
- Enfermedad de Susac
- Síndrome antifosfolípidos
- Neurosífilis
- Enfermedad de Lyme
- Deficiencia de cobre o zinc
- Toxinas

Tabla 3. Diagnósticos diferenciales propensos a la confusión con la EM[3].

La Resonancia Magnética (RM) es un método paraclínico muy utilizado en el diagnóstico de la EM por su elevada sensibilidad, mediante este método se han detectado alteraciones en el 95% de los pacientes clínicamente confirmados. Con las nuevas técnicas de RM, se ha podido acceder a descubrir lesiones que implican una disfunción neuronal, además de conseguir la monitorización de los pacientes para afrontar nuevos tratamientos.

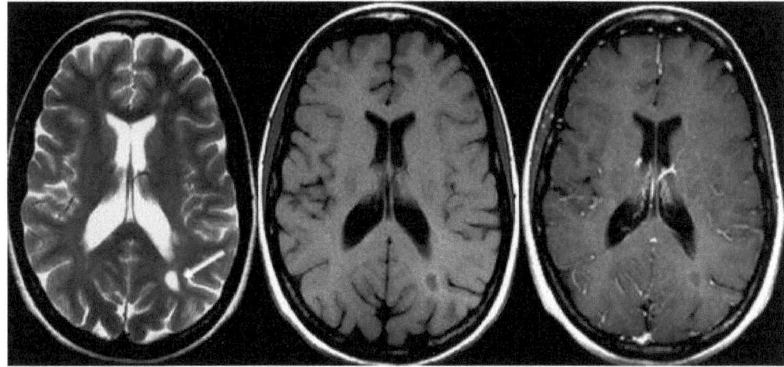

Figura 5. Resonancia magnética cerebral. Secuencias ponderadas en T2 (izquierda), T1 (centro) y T1 con contraste (derecha) en el plano transversal[19].

En la fotografía vamos a estudiar a un paciente con esclerosis múltiple secundariamente progresiva donde podemos observar la lesión desmielinizante subcortical posterior en el hemisferio cerebral izquierdo (flecha), la cual muestra un anillo hiperintenso en la secuencia T1 con contraste[19] (Figura 5).

Otro método utilizado consiste en medir el estado del LCR, ya que éste nos revela si hay un proceso inflamatorio tanto del cerebro como de la Barrera Hematoencefálica (BHE), por ello, es muy específico en el diagnóstico de esta enfermedad. Se ha comprobado que más del 50% de los pacientes presentan elevado número de células inflamatorias.

VI. TRATAMIENTO

Por sus diferentes manifestaciones y su variada evolución la EM es muy difícil de tratar, pero gracias al profundo estudio que se ha realizado de esta enfermedad, se han planteado nuevas estrategias en el tratamiento. El objetivo principal del tratamiento se basa en prever la discapacidad, mejorar los síntomas, restablecer la funcionalidad disminuyendo tanto la frecuencia, como la gravedad y la duración de las recaídas que se producen. El tratamiento idóneo sería aquel que aunara todas estas ventajas con el menor número de efectos secundarios posibles.

La terapia farmacológica para esta enfermedad va dirigida a aminorar la duración de los brotes, reducir su frecuencia y aportar un alivio sintomático. En base a esto, el tratamiento se divide fundamentalmente en 3 grupos, aunque actualmente también hay otros fármacos utilizados en ensayos que aún no han sido aprobados para su comercialización.

Los tres grupos farmacológicos principales son:

- Fármacos modificadores de la evolución de la enfermedad.
- Fármacos utilizados para el tratamiento de los brotes agudos.
- Fármacos de tipo sintomático.

Es necesario informar al paciente de que es posible que deba complementar el tratamiento farmacológico, con atención psicológica y rehabilitación fisioterapéutica.

1. <u>Fármacos modificadores de la evolución de la enfermedad:</u>

Con estos fármacos en las terapias se ha comprobado que ayudan a cambiar el transcurso de la enfermedad, mediante la reducción tanto del número, como de la gravedad de los ataques, al igual que mediante la prevención o el retraso del avance de la discapacidad neurológica. También se ha comprobado que con ellos hay un enlentecimiento del proceso radiológico comprobado por RM, el cual es un dato significativo para el pronóstico de la enfermedad.

Los fármacos englobados en este tipo, que han pasado los estándares de la legislación vigente, son:

FÁRMACO	MARCA REGISTRADA	DOSIS RECOMENDADA	VÍA DE ADM.
Interferón beta-1a	REBIF®	22/44 mcg-> 3 veces por semana	s.c
	AVONEX®	30 mcg -> 1 vez por semana	i.m
Interferón beta- 1b	BETAFERON®	250 mcg -> 1 vez cada 2 días	s.c
	EXTAVIA®	250 mcg -> 1 vez cada 2 días	s.c
Acetato de Glatiramero	COPAXONE®	20 mg -> 1 vez cada día	s.c
Natalizumab	TYSABRI®	300 mg -> 1 vez cada 28 días	i.v
Mitoxantrona	NOVANTRONE®	5/12 mg/m^2 -> 1 vez cada 3 meses	i.v
Azatioprina	IMUREL®	0.3 mg/ kg / día	v.o
Fingolimod	GILENYA®	500 mg -> 1 vez cada día	oral

Tabla 4. Fármacos para tratar la EM, aprobados en España[24].

- *INTERFERONES:*

Los interferones β1a y β1b constituyen un tratamiento muy estandarizado para la esclerosis múltiple. Se ha comprobado que presentan un amplio espectro, aunque se desconozca su mecanismo de acción real. Son considerados tratamientos inmunomoduladores de primera línea gracias a la eficacia vista en diferentes ensayos clínicos multicéntricos, aleatorios y con placebo.

Reducen la síntesis de citoquinas y la expresión de sus receptores, lo cual inhibe la replicación viral por diferentes mecanismos. Con los interferones beta se consigue relativa efectividad en el tipo esclerosis múltiple secundariamente progresiva. Reducen el número de exacerbaciones o recaídas en un 30% aproximadamente y disminuyen también el trascurso de la enfermedad clínicamente y subclínicamente comprobado mediante técnicas de RMN, mejorando la calidad de vida y la función cognitiva de los enfermos[5].

Como inconveniente durante el tratamiento con los interferones, se ha visto que se producen anticuerpos neutralizantes conocidos como anti-IFN a consecuencia de que el interferón exógeno ejerce de antígeno induciendo a la fabricación de estos anticuerpos. Esto ocurre en aproximadamente un 46% de los pacientes tratados, pero es poco común que los títulos de anticuerpos altos hagan que el interferón no sea eficiente.

Se han hecho comparaciones con los diferentes interferones, modificando la dosis y las vías de administración subcutánea e intramuscular, verificando que con la administración por estas dos vías producen una reacción inflamatoria situada en la zona de inyección, a la vez que se empeora la espasticidad ya existente. Además, es posible que produzcan alteraciones de la función hepática, del tiroides, además de leucopenia y depresión. Por último, en más del 50 % de los pacientes se dan efectos secundarios parecidos a un cuadro gripal, con fiebre, fatiga, malestar y mialgias.

- *ACETATO DE GLATIRAMERO:*

Es un conjunto aleatorio de péptidos constituidos por cuatro aminoácidos: L-glutámico, L-lisina, L-tirosina y L-alanina. Es el otro inmunomodulador de primera línea utilizado en el tratamiento de esta enfermedad.

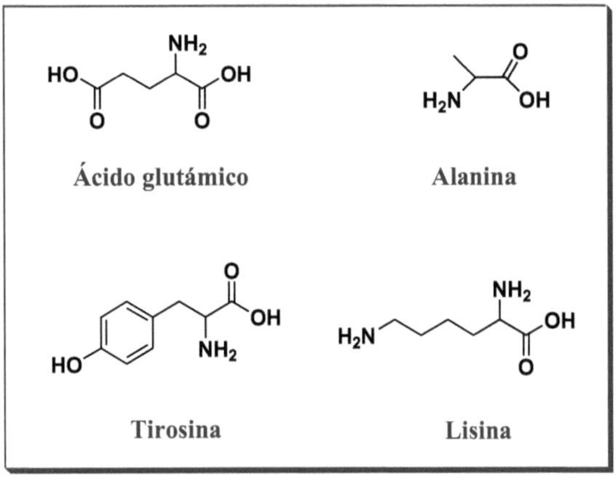

Ácido glutámico **Alanina**

Tirosina **Lisina**

Está diseñado para actuar como análogo sintético de la proteína básica de la mielina (PBM)[5]. Difiere del fármaco anterior en el mecanismo de acción, que, en este caso, no tiene la capacidad de atravesar la BHE, pero sí se adhiere a moléculas de CMH-I, las cuales se encuentran en la superficie de las células presentadoras de antígenos y van a identificar a los antígenos de la PBM, eludiendo la distinción de los linfocitos T y la expansión linfocitaria. Como conclusión se puede decir que produce acciones inmunomodulatorias sobre células que son presentadoras de antígenos.

Es de elección en pacientes con el tipo de esclerosis más habitual, que es la intermitente, ya que disminuye el transcurso de la enfermedad, y en situaciones que el paciente sea intolerante a los interferones. Además, se ha comprobado que reduce la tasa de ataques, retarda la acumulación de discapacidad e induce la biosíntesis de citoquinas antiinflamatorias con lo que consigue disminuir la actividad inflamatoria en al menos un 30 %.

La ventaja que presenta frente al fármaco anterior es que no aparecen alteraciones de las funciones nombradas anteriormente., ni se muestran síntomas parecidos a un cuadro gripal. Pese a ello, se ha informado que en menos de un 45% de los pacientes tratados con Acetato de Glatiramero han aparecido efectos adversos como son cefaleas, sofocos, dolor torácico, prurito, dermatitis y una reacción en la zona de inyección por vía subcutánea.

- *NATALIZUMAB:*

Es un anticuerpo monoclonal humanizado tipo IgG4k, utilizado en la esclerosis múltiple remitente-recurrente que no responden bien a otros tratamientos o en formas agresivas desde el principio. Impide la unión de los linfocitos con el endotelio, evitando así la migración celular a través de la BHE. Tiene efecto antiinflamatorio e inmunosupresor y es considerado un tratamiento de segunda elección.

Es eficaz ya que controla la actividad inflamatoria, disminuye los brotes en un 68% y ralentiza el empeoramiento de la discapacidad en un 42%. Aunque tiene como inconveniente que se ha demostrado que como máximo un 6 % de los pacientes pueden llegar a producir anticuerpos permanentes contra el Natalizumab, lo que reduce la eficacia y aumenta los efectos indeseados. Los efectos secundarios más habituales son cefaleas, congestión nasal y fatiga.

El efecto adverso más grave que tiene el Natalizumab es la leucoencefalopatia multifocal progresiva que va a ser causada por un periodo prolongado del tratamiento, la cual puede derivar a la muerte o a graves discapacidades. Por esta razón es necesario que antes de comenzar con este tratamiento se realice un examen mediante técnicas de RMN.

Por otro lado, también aumenta el peligro de encefalitis y meningitis, ocasionada por infección por los virus herpes simplex y varicela zoster, pero estos efectos es posible que lleguen a manifestarse tras un largo tiempo de tratamiento, desde meses hasta años. Cuando estos efectos adversos aparecen se debe detener de inmediato el tratamiento con este fármaco.

- *MITOXANTRONA:*

La Mitoxantrona es fármaco inmunomodulador e inmunosupresor y se utiliza como tratamiento de segunda línea junto al Natalizumab. Se sintetizó a partir de la modificación química de un anticanceroso con estructura de antracilina, la Doxorrubicina.

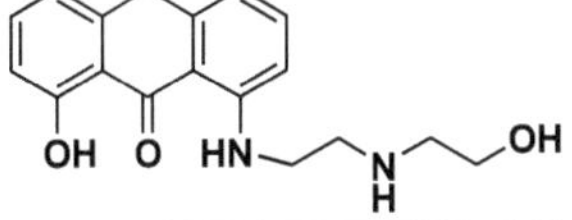

Estructura 5: Mitoxantrona

A pesar de que su mecanismo de acción consista en intercalarse en las cadenas del ADN, rompiendo sus cadenas, así como las posibles uniones cruzadas entre ellas, su utilización en la esclerosis múltiple de debe a su capacidad supresora de la actividad de macrófagos y células T y B, de modo que restringe el ataque inmunitario a la vaina de mielina.

Este tipo de fármaco se empezó a utilizar para tratar el cáncer de mama y las leucemias, y ahora es usado para la esclerosis múltiple remitente-recurrente, la esclerosis múltiple secundariamente progresiva y la esclerosis múltiple primariamente progresiva. Se ha demostrado que disminuye el índice anual de exacerbaciones, ralentiza la progresión de la enfermedad, disminuye también el número de recaídas muy significativamente, mejora los parámetros de RMN y la discapacidad determinada por la EDSS.

Tiene como efectos adversos leves: náuseas y vómitos, amenorrea, infección del tracto urinario, alopecia e infecciones de las vías respiratorias altas. También puede presentar dos efectos adversos graves como son: la cardiotoxicidad, que puede llegar hasta el 5% si se supera la dosis definida y la leucemia mieloide aguda que es independiente de la dosis. Estos dos últimos efectos indeseados pueden evitarse si la dosis acumulada no sobrepasa 140 mg/m^2 o si el tratamiento no sobrepasa una duración de 3 años.

- *AZATIOPRINA:*

La Azatioprina ha sido el único fármaco usado en el tratamiento para la esclerosis múltiple, hasta 1995. Tiene acción inmunosupresora inespecífica y acción contra los metabolitos de la purina. Es eficaz demorada en el tiempo, entre el tercer y sexto mes desde el comienzo del tratamiento.

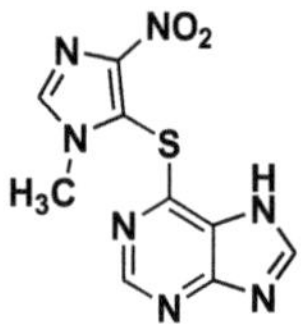

Estructura 6: Azatiopirina

IUPAC: 6-(3-metil-5-nitroimidazol-4-il)sulfanil-7H-purina

Es un fármaco de segunda elección al igual que los dos fármacos anteriores, y es usado para el tratamiento de pacientes con esclerosis múltiple remitente-recurrente que no toleran los fármacos del tratamiento de primera elección. En los estudios realizados no se ha comprobado su eficacia, pero se piensa que disminuyen el número de ataques, pero no hay evidencia de que impide la progresión de la discapacidad.

Los efectos secundarios más habituales que presenta son: leucopenia reversible, hepatotoxicidad y efectos sistémicos, por esto es aconsejable la administración conjunta de ácido fólico mientras dura el tratamiento.

- *FINGOLIMOD:*

El Fingolimod es un derivado químico de un hongo y fue el primer fármaco usado para la esclerosis múltiple administrado por vía oral. Actúa uniéndose y bloqueando los receptores de la esfingosina-1-fosfato, la cual está situada en los linfocitos y en las neuronas del SNC. Con este bloqueo, se restringe la migración de los linfocitos y deducimos, que por esta razón se produce el efecto terapéutico. Además, es capaz de atravesar la BHE y llegar al SNC, donde bloquea células endoteliales de la BHE, reduciendo su permeabilidad.

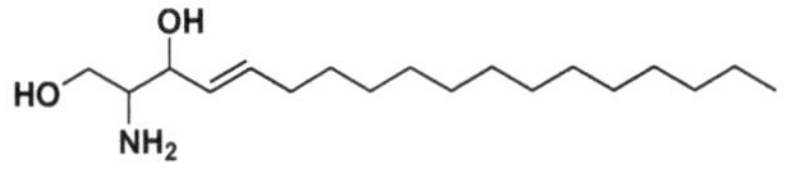

Estructura 7: Esfingosina
2-amino-4-octadecen-1,3-diol

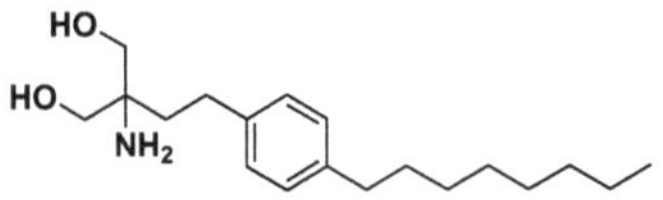

Estructura 8: Fingolimod
2-amino-2-[2-(4-octilfenil)etil]1,3-propanodiol

Cuando se suspende el tratamiento con el Acetato de Glatiramero, una opción utilizada es implantar la terapia con Fingolimod momentáneamente. Su eficacia consiste en que reduce las lesiones captantes de Gd en RMN, y el número anual de exacerbaciones en un 60%.

Entre los efectos secundarios que produce se destaca una acentuada linfocitopenia periférica sin efecto inmunosupresor, bradicardia únicamente en la primera dosis, náuseas, cefaleas, diarrea, lumbalgia, tos, edema de mácula y un aumento de las transaminasas e infecciones[24]. Este aumento en las enzimas hepáticas (ALT y AST), es un motivo por el que se autoriza interrumpir el tratamiento con este fármaco. Además de estos efectos adversos, presenta un riesgo de encefalopatía reversible posterior, que se presenta con cuadros de vómitos, náuseas, cefalea súbita, trastornos visuales y convulsiones. Estos efectos son reversibles cuando se detiene el tratamiento, pero si no se actúa de una manera rápida e inmediata, puede dar lugar a un ictus isquémico o hemorrágico, dejando secuelas permanentes en el paciente.

Existen **otros inmunosupresores** que también son utilizados actualmente para el tratamiento de la esclerosis múltiple, los cuales van a ayudar a modificar el curso de la enfermedad, los más relevantes son:

- CICLOFOSFAMIDA: inmunosupresor que no evita el posible deterioro de la discapacidad progresiva en los enfermos con EM, pero si se ha probado que ralentiza la progresión de la enfermedad.

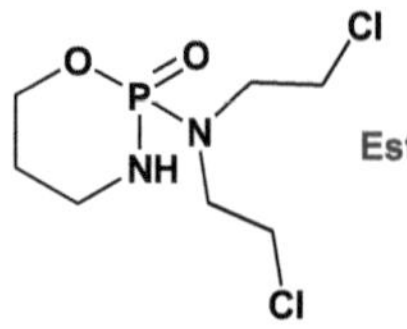

Estructura 9: Ciclofosfamida

Además de esto, se ha comprobado que produce un elevado número de efectos adversos, como son: náuseas, vómitos, alopecia, amenorrea (detención de la menstruación) y otros síntomas indeseados después de los dos años de tratamiento.

- METOTREXATO: inmunosupresor que entorpece la síntesis de ADN mediante efectos inhibidores sobre la producción de mediadores inflamatorios. En la actualidad, los estudios invitan a pensar que este fármaco es posiblemente conveniente en pacientes con esclerosis múltiple, pero no hay un conocimiento real del efecto que produce. Por ello se ha implantado una recomendación tipo C, ya que la evidencia que se ha encontrado es contradictoria y no procede realizar recomendaciones a favor o en contra. También es necesario hacer más estudios sobre él porque tiene efectos adversos graves que se desconoce si éstos superar a los beneficios que proporciona.

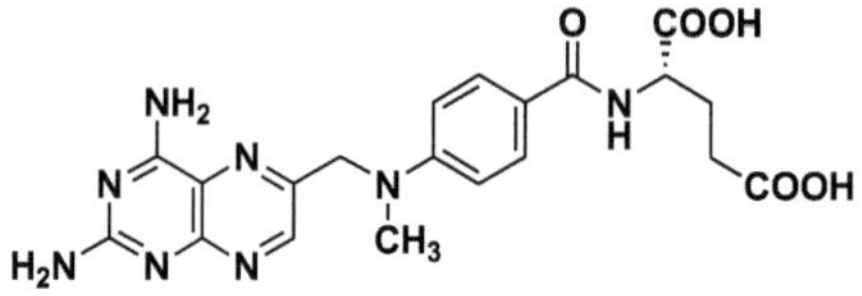

metotrexato

Estructura 10: Metotrexato

- CICLOSPORINA: inmunosupresor que induce una disminución selectiva de linfocitos T helper. De la ciclosporina solo se ha probado que es posible que tenga algún efecto favorable en la esclerosis múltiple progresiva.

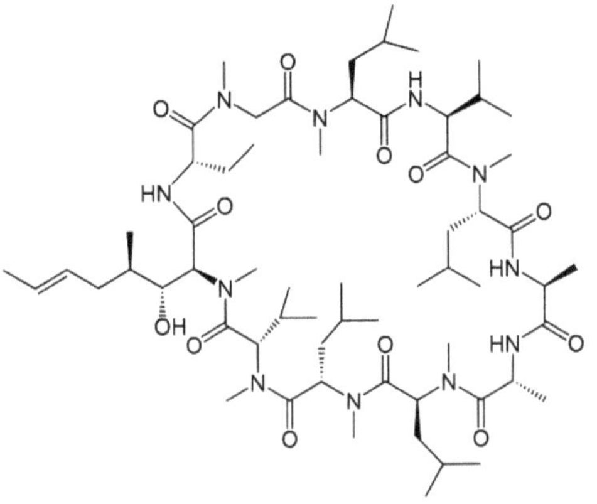

Estructura 11: Ciclosporina

2. Fármacos utilizados para el tratamiento de los brotes agudos.

Este tratamiento intenta reducir la duración de los brotes y facilitar la recuperación en esclerosis múltiple remitente-recurrente, en esclerosis múltiple secundariamente progresiva con brotes y en pacientes con un primer brote sugerente de EM o de un síndrome clínico aislado. Es imprescindible registrar de manera correcta el brote, para instaurar el diagnóstico y proponer un buen tratamiento, puesto que es la expresión de una o diferentes lesiones producidas por un proceso inflamatorio situado en el SNC. Se iniciará fundamentalmente con corticosteroides, aunque también puede utilizarse: ACTH (hormona corticotropina), plasmaféresis e inmunoglobulina G intravenosa.

- CORTICOSTEROIDES:

Se están haciendo estudios de ellos para el uso como tratamiento patogénico de la EM, para comprobar si son capaces de reducir la progresión, la magnitud de las lesiones y el daño cerebral. Se suele empezar con una dosis de 1 a 2gr de metilprednisolona vía intravenosa durante 3 a 7 días, continuando posteriormente con prednisona por vía oral durante 13 días, 200mg los 4 días primeros, 100 mg los 4 días siguientes y finalmente se va disminuyendo 20 mg diariamente hasta la retirada del fármaco.

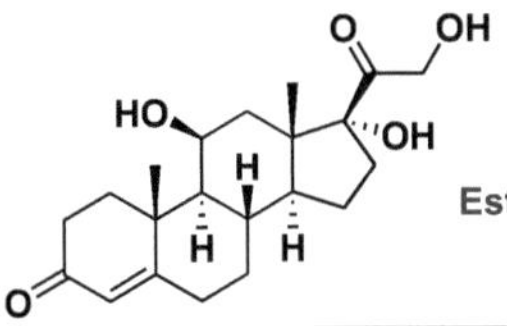

Estructura 12: Corticosteroide o cortisol

- HORMONA CORTICOTROPINA:

Esta hormona usada en gel, es eficaz para los brotes en pacientes que no responden o no toleran bien el anterior tratamiento. Su mecanismo de acción es relativamente desconocido, solo se ha probado que ayuda a la liberación de corticosteroides endógenos.

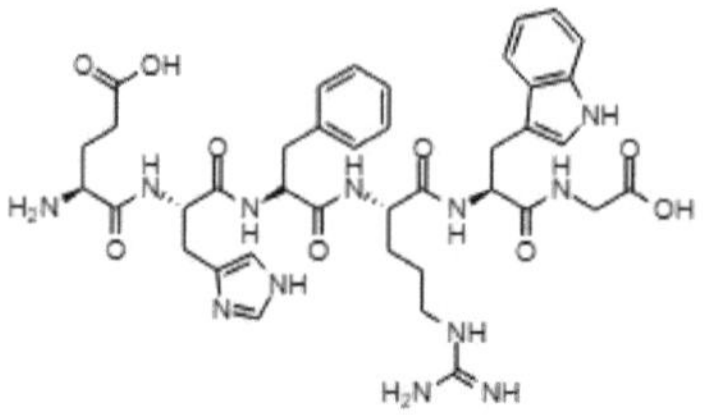

Estructura 13: Hormona corticotropina

- PLASMAFÉRESIS:

Es usada como tratamiento de segunda elección y se ha podido comprobar que el 42% de los pacientes experimenta una mejora funcional significativa. Se ha usado en la terapia para la reconstitución inmunológica de la leucoencefalopatia multifocal progresiva en pacientes previamente tratados con Natalizumab, pero actualmente, su uso es exclusivo en los brotes refractarios a esteroides por falta de estudios a larga duración para comprobar su real eficacia.

- INMUNOGLOBULINA G INRAVENOSA:

Se han llevado a cabo estudios en pacientes con síndrome clínico aislado, observándose que disminuye significativamente la posibilidad de manifestar esclerosis múltiple clínicamente definida y en pacientes con esclerosis múltiple remitente-recurrente se llega a poder reducir la tasa de brotes y las recaídas, sin que ello varíe el curso de la enfermedad o revierta los daños ya producidos.

3. Tratamiento para mejorar los síntomas:

Próximamente se verá ampliado la posibilidad de tratar la EM con dos nuevos fármacos que están a la espera de ser aprobados, destinados a tratar específicamente los síntomas y conseguir de esta manera, mejorar la calidad de vida de los pacientes. Estos dos fármacos nuevos son:

- SATIVEX®:

Su principio activo es el Nabiximol, es una mezcla de tetrahidrocannabinol, el cual tiene efecto analgésico, relajante muscular, estimulante del apetito y antiemético, unido a cannabidiol, el cual va a potenciar el efecto analgésico, además de ser anticonvulsivante y ansiolítico. Su mecanismo de acción consiste en adherirse a los receptores cannabinoides CB1 regulando de esta manera los neurotransmisores y CB2 de las células inmunes, liberando citocinas.

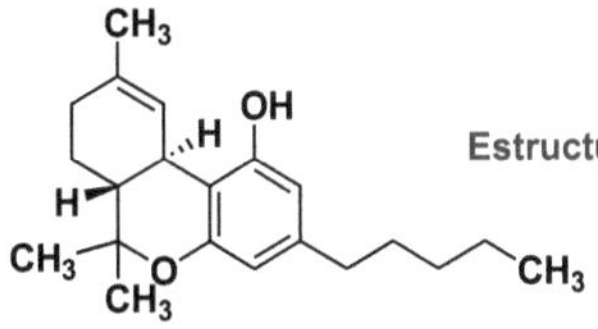

Estructura 14: Tetrahidrocannabinol

Se ha mejorado de forma significativa el dolor, la espasticidad, así como ha producido una disminución de la frecuencia de los espasmos en un elevado porcentaje de los pacientes tratados. Su administración es en forma de pulverización sobre la mucosa oral sublingual con dosificación flexible.

Como efectos adversos produce: taquicardia, hipotensión arterial, trastornos psiquiátricos, aftas, somnolencia, mareo, vértigo, cefalea y fatiga. Además, está contraindicado en personas con trastornos de la personalidad, con trastornos psicóticos, menores de 18 años, durante el embarazo y lactancia, así como en personas con un historial de abuso de psicótropos y en pacientes con esquizofrenia.

- FAMPRIDINA®:

Fue el primer fármaco aprobado para mejorar la función motora independientemente del tipo de esclerosis múltiple que sea y del tratamiento adicional que tenga, lo cual hace más fácil la vida de los pacientes con esta enfermedad.

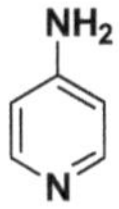

Estructura 15: Fampridina

Se administra como forma "depot" o de administración retardada que va liberando lentamente el principio activo, la 4- aminopiridina, que va a bloquear los canales de potasio en el SNC, mejorando la conducción en las fibras nerviosas desmielinizadas facilitando a su vez el impulso nervioso. Con esta terapia se consiguió que los pacientes caminasen más rápido.

Este fármaco mejora la fatiga, la funcionalidad de los miembros inferiores aligerando la velocidad de la marcha, la espasticidad y el balance muscular. La dosis recomendada es de 10 mg, dos veces al día por vía oral, es recomendable no superar esta dosis por la posible aparición de convulsiones. Además de este efecto adverso, pueden aparecer infecciones en el tracto urinario, inflamación de nariz o de garganta, estreñimiento o diarrea, insomnio, vértigo, mareos, hormigueo, prurito, sensación de quemazón y la posibilidad de desarrollar crisis epilépticas.

Además de estos fármacos, se utilizan otros específicamente para los síntomas más habituales en esta enfermedad:

FÁMACOS/NOMBRES GENÉRICOS:	SINTOMAS EN LA EM:
Alprostadil Sildenafil	Disfunción eréctil
Amantadina Modafinilio Pemolino Fluoxetina	Fatiga
Imipramina Oxibutinina Tolterodina Desmopresina	Disfunción vesical
Amitriptilina	Dolor (disestesias)
Carbamazepina	Dolor (neuralgia del trigémino)
Fenitoína	Dolor (parestesias)
Baclofeno Clonazepam Tizanidina Diazepam Gabapentina	Espasticidad
Fluoxetina Sertralina Venlafaxina	Depresión
Dalfampridina	Capacidad de marcha

Tabla 5. Fármacos usados para tratar los síntomas de la esclerosis múltiple[3].

4. Fármacos que actúan en diferentes fases de los ensayos clínicos:

Para finalizar con el tratamiento de la esclerosis múltiple, existen otros fármacos los cuales actúan en diferentes fases de los ensayos clínicos realizados. Tienen características muy distintas, con indicaciones todavía por definir, las cuales pronto podrán modificar el tratamiento y probablemente la evolución de la enfermedad.

Fármaco	Uso	Posología
Laquinimod	Inmunomodulador	1comp.de 0.6mg cada 24h v.o
Teriflunamida	Inmunomodulador	Dosis óptima no establecida
BG12	Inmunomodulador	Dosis óptima no establecida
Cladibrina	Inmunosupresor	2 ciclos repartidos durante 2 años v. o
Alemtuzumab	Inmunosupresor	Administración anual i.v
Rituximab/ Ocrelizumab	Inmunosupresor	2 ciclos de 1gr durante 15 días i.v

Tabla 6. Fármacos usados para tratar la EM en distintas fases de ensayos clínicos[24].

- LAQUINIMOD:

Es un fármaco que está aún en fase de desarrollo. Se trata de una quinolona con una biodisponibilidad por vía oral muy buena capaz de inhibir las citoquinas proinflamatorias y activar las antiinflamatorias. Su eficacia se probó con una reducción de las lesiones captantes de Gd en RMN en un 40%. Tiene como efecto adverso más habitual un aumento de transaminasas.

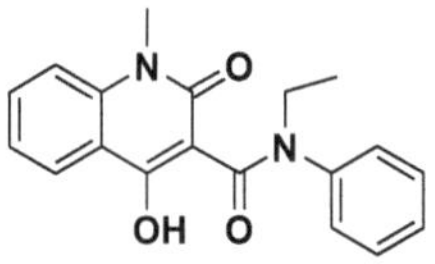

N O N OH O

Estructura 16: Laquinimod

- TERIFLUNAMIDA:

Su mecanismo de acción consiste en el bloqueo de una enzima mitocondrial, inhibiendo con ello la proliferación de linfocitos T y B, así como en la activación de las citoquinas antiinflamatorias. Su eficacia se probó también con una reducción de las lesiones captantes de Gd en RMN en un 61%. Tiene un buen margen de seguridad, aunque vaya combinado con interferón. Como efectos adversos destacables produce: artralgias, nasofaringitis, intolerancia digestiva y alopecia.

Estructura 17: Teriflunamida

- BG12:

Es un intermediario en el ciclo de Krebs, tiene efectos antiinflamatorios y citoprotectores como son la reducción del número de linfocitos T, desviación de citocinas de Th1 y Th2, reducción de la penetración tanto de macrófagos como de citocinas proinflamatorias y de TNF-1 alfa.[24] Su eficacia se probó al observarse una disminución total de nuevas lesiones en RMN en un 70% y una predisposición a disminuir los brotes. No se han encontrado efectos adversos graves.

Estructura 18: Dimetilfumarato o BG12

- CLADRIBINA:

Es un análogo clorado de las purinas, es capaz de atravesar la BHE y además provocar un descenso linfocitario selectivo y duradero, que como consecuencia reduce la actividad inflamatoria de la enfermedad. Su eficacia se probó con una disminución de la tasa de brotes en un 58%, una reducción de la evolución de la discapacidad de forma continuada y una pérdida de la actividad inflamatoria de la enfermedad según los criterios de RMN en un 75%.

Estructura 19: Cladribina

Está indicado en la fase inicial de la esclerosis múltiple remitente-recurrente y como efectos adversos aparecen: náuseas, cefalea, nasofaringitis y linfopenia que es posible que puedan desencadenar infecciones y tumores.

- ALEMTUZUMAB:

Es un anticuerpo monoclonal humanizado tipo IgG1k, el cual se adhiere de manera selectiva a la glucoproteína CD52, provocando una caída linfocitaria muy duradera. Se ha ensayado su eficacia en la forma clínica de esclerosis múltiple remitente-recurrente mostrando una reducción de las lesiones captantes de Gd en RMN y en la tasa de los brotes. Elimina la actividad antiinflamatoria pero no consigue prevenir la evolución de la discapacidad. Como único efecto secundario que presenta son las reacciones que aparecen en la zona de inyección.

- RITUXIMAB:

Se trata de otro anticuerpo monoclonal, que actúa de manera selectiva sobre los linfocitos B que expresan CD20. De este fármaco se tiene más información por haber sido utilizado en otras enfermedades neoplásicas e inmunes. Su eficacia se probó con una reducción de las lesiones captantes de Gd en RMN en un 91% y en la reducción también de la tasa de brotes con efecto duradero. Los resultados que se han obtenido para la esclerosis múltiple primariamente progresiva no han sido positivos. Sus efectos adversos son: reacciones en el lugar de inyección y las reacciones de reactivación viral.

- OCRELIZUMAB:

En marzo 2017, se autorizó en Europa este fármaco (OCREVUS®), es el primer fármaco modificador del curso de esta enfermedad para la esclerosis múltiple primariamente progresiva y muy usado también para las recaídas, porque con él se acortaron en casi la mitad. Se trata del Rituximab humanizado, administrado por vía intravenosa. Enlentece la discapacidad y disminuye los síntomas de la enfermedad cerebral. Es más seguro por su menor inmunogenicidad y posee un perfil de efectos adversos mejor, los únicos que ha presentado son reacciones en la zona de la inyección e infecciones del tracto respiratorio[22].

VII. MITOXANTRONA

La Mitoxantrona (1,4-dihidroxi-5,8-bis[2-(2-hidroxietilamino) etilamino]-antraceno-9,10-diona) es un agente antineoplásico e inmunomodulador que presenta una estructura antraquinónica al igual que otros agentes antineoplásicos tales como doxorrubicina o daunorubicina. Suprime la inmunidad de las células B recudiendo a la vez el número de células T.

Se ha estado utilizando para el tratamiento del cáncer, así como agente antibacteriano, inmunomodulador en tratamientos de leucemia, linfoma de Hodgkin, cáncer de mama y de ovarios, leucemia mieloide crónica, leucemia no linfocítica aguda y hepatocarcinoma. Además, tras ser aprobado por la FDA se ha implantado su tratamiento en la esclerosis múltiple secundariamente progresiva.

Su eficacia se iguala a la Doxorrubicina usada frente al cáncer, pero con menos efectos tóxicos, aunque destaca la cardiotoxicidad como su principal efecto adverso.

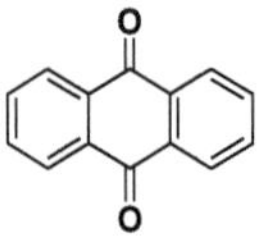

Estructura 20: Antraquinona

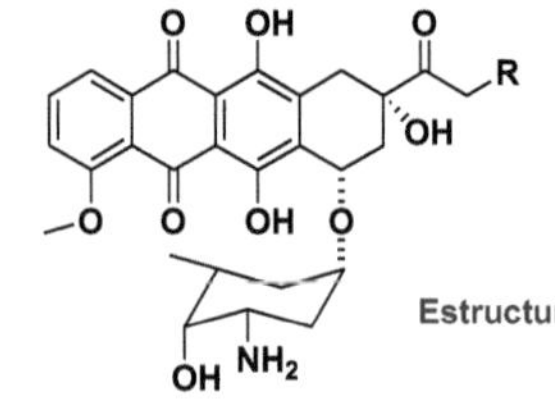

Estructura 21: (R=OH) Doxorubicina
(R= H) Daunorubicina

1. SÍNTESIS

La síntesis de este fármaco se diseñó en 1980 por Murdock y Durr, usando como producto de partida la leucotetrahidroxiantraquinona.

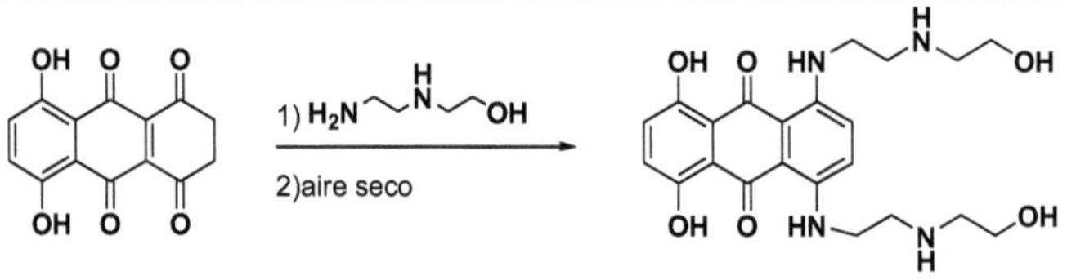

1) H_2N–CH2CH2–NH–CH2CH2–OH
2)aire seco

Leucotetrahidroxiantraquinona → Mitoxantrona

Esquema 1. Preparación de la Mitoxantrona - Murdock y Durr[11].

La síntesis del producto de partida la diseñaron Cheng y Zee Cheng en 1978 y Chang en el año 1992.

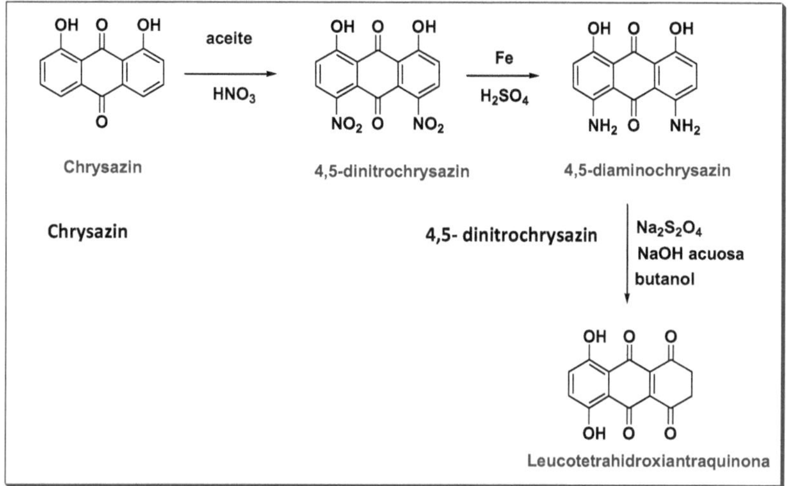

Esquema 2. Preparación de la leucotetrahidroxiantraquinona- Cheng y Zee Cheng en 1978 y Chang en el año 1992[11].

Se han utilizado diferentes rutas sintéticas para obtener la Mitoxantrona, Krapcho en 1991 utilizó materiales totalmente diferentes a los autores anteriores consiguiendo así también su síntesis total.

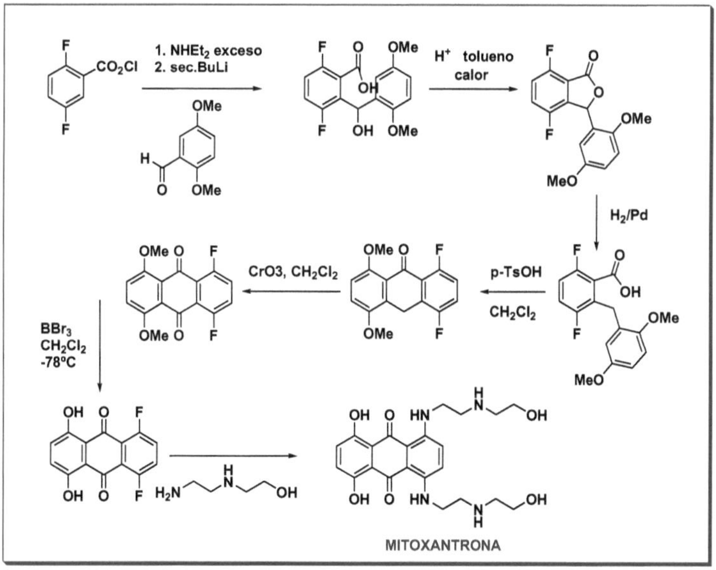

1. $NHEt_2$ exceso
2. sec.BuLi
H^+ tolueno calor
H_2/Pd
p-TsOH
CH_2Cl_2
CrO3, CH_2Cl_2
BBr_3
CH_2Cl_2
-78ºC
MITOXANTRONA

Esquema 3. Método de Krapcho para sintetizar la Mitoxantrona[11].

Para preparar los derivados antraquinónicos se usan dos métodos sintéticos, los compuestos disustituidos simétricos y principalmente el monosustituido.

2. RELACIONES ESTRUCTURA-ACTIVIDAD:

La Mitoxantrona es el resultado de un proyecto desarrollado en "Medical División de Investigación de American Cyanamid Company", el cual se basó en partir de una molécula con características estructurales tales para poder favorecer la intercalación en la doble cadena del ADN. Se sintetizaron varios análogos del compuesto inicial de plomo y finalmente se seleccionó la Mitoxantrona por los resultados obtenidos en los ensayos clínicos sobre ratones en base a su potencia y excepcional actividad antitumoral[25].

En base a los resultados obtenidos al realizar análisis en la leucemia 17388 y en el melanoma B16, se han podido sacar algunas conclusiones de las relaciones estructura-actividad de la Mitoxantrona in vivo:

1. La hidroxilación en las posiciones 5 y 8, da lugar a que la potencia y la actividad mejore, por el contrario, si la hidroxilación se lleva a cabo en las posiciones 5 y 6 de la estructura antraquinónica, el efecto es menor[25].

2. No se ha demostrado que la existencia de dos cadenas laterales básicas, sea imprescindible para la actividad, aunque cabe destacar que algunos derivados con un hidrógeno o función amino sustituyendo la cadena lateral, mantienen una actividad relevante.

3. Cambiar la unión de las cadenas laterales básicas de las posiciones 1 y 4 a las posiciones 1 y 5, hace que estos compuestos se vuelvan inactivos.

4. Los átomos de nitrógeno proximales de las cadenas laterales no pueden ser reemplazados por átomos de oxígeno.

5. El átomo de nitrógeno terminal de las cadenas laterales es fundamental, no puede ser sustituido por un grupo metileno, un azufre o un oxígeno.

6. Es importante mantener la distancia entre los átomos de nitrógeno de la cadena lateral de dos grupos metileno, puesto que aumentando o decreciendo el número de estos grupos va a disminuir o incluso anular la actividad.

7. El átomo de nitrógeno terminal debe ser totalmente básico, por lo que los derivados del piridilo, N-arilo y N-acilo van a provocar la inactividad del compuesto.

8. El impedimento estérico del átomo de nitrógeno terminal de la cadena lateral como resultado del aumento en el número y en el tamaño de los sustituyentes alifáticos o cíclicos van a disminuir o incluso anular la actividad.

9. La presencia de un grupo etilamino adicional en la cadena lateral, disminuye drásticamente la actividad.

10. Las sustituciones en el núcleo antraquinónico con grupos metilo o carboxilo en la posición 6 o con cloros en las posiciones 6 y 7 dan lugar a compuestos inactivos.

11. Los derivados 2,3-dihidro son menos potentes, aunque poseen actividades equiparables a los de sus homólogos aromáticos. Sin embargo, parece ser que están al menos parcialmente oxidados in vivo.

A pesar de que la cadena lateral $NH(CH_2)_2NH_2(CH_2)OH$ es la opción principalmente más efectiva para la actividad anticancerígena de las antraquinonas[25], no se han encontrado propiedades especiales para animales domésticos y hasta el día de hoy la posibilidad de unirlos con otros sistemas de anillos no ha tenido resultado positivo.

VIII. METODOLOGÍA

Para obtener la información para este trabajo he realizado una búsqueda de artículos de revisión y revistas científicas, empezando con los artículos de años anteriores y comparándolos posteriormente con los de los últimos años para ver los nuevos avances que la ciencia ha ido experimentando respecto al tratamiento de esta enfermedad.

He revisado los aspectos generales de la esclerosis múltiple como son: sus factores de riesgo, su situación epidemiológica, sus síntomas, las presentaciones clínicas, su fisiopatología, además del diagnóstico y tratamiento con diferentes estrategias de fármacos.

Para todo ello he utilizado revistas y plataformas como: The Lancet, Nature Review, Scielo, Google Scholar, Science direct, Pubmed/Medline del NCBI (National Center for Biotechnology Information), www.clinicaltrials.gov, entre otras y palabras clave como: esclerosis múltiple, tratamiento, diagnóstico, autoinmune, Mitoxantrona, síntesis, relaciones estructura-actividad, etc.

IX. CONCLUSIÓN

La esclerosis múltiple es una enfermedad hasta el momento incurable, que afecta a una gran parte de la población mundial y se va comprobando que su incidencia va en aumento. Además de que los efectos que provoca en los pacientes que la sufren son desoladores, los tratamientos son de un coste elevado y no aseguran la curación de la enfermedad sino la mejora y la disminución de los posibles nuevos brotes. Pese a ello, cabe destacar que la esclerosis múltiple remitente-recurrente, el tipo más frecuente de esta enfermedad, normalmente se beneficia de los tratamientos existentes hoy en día, disminuyendo la frecuencia y la gravedad de las posibles recaídas, mejorando y frenando la progresión de la enfermedad.

Con este trabajo he podido conocer mejor las diferentes áreas de la Química Farmacéutica mediante el estudio de las diferentes estructuras de los fármacos usados en el tratamiento de esta enfermedad, así como la síntesis y las relaciones estructura-actividad de la Mitoxantrona, fármaco principal del tratamiento de la esclerosis múltiple.

Por último, en mi opinión se necesita fomentar más los proyectos de investigación para conocer con una mayor precisión los factores agravantes y la etiología para poder llegar a desarrollar mejores tratamientos y tal vez en un futuro conseguir los tratamientos para la curación de la esclerosis múltiple, consiguiendo así curar una enfermedad neurodegenerativa.

X. BIBLIOGRAFÍA

1. Bichuetti D, Franco C, Elias I, Mendonça A, Carvalho L, Diniz D et al. Múltiple sclerosis risk perception and acceptance for Brazilian patients. Arquivos de Neuro-Psiquiatría. 2018;76(1):6-12.

2. Singhal B, Geeta S, Hundalani S, Menon S. Efficacy and safety of Mitoxantrone, as an initial therapy, in múltiple sclerosis: Experience in an Indian tertiary care setting. Neurology India. 2009;57(4):418.

3. Domínguez Moreno R, Morales Esponda M, Rossiere Echazarreta N, Olan Triano R, Gutiérrez Morales J. Esclerosis múltiple: revisión de la literatura médica. Revista de la Facultad de Medicina de la UNAM. 2012;55(5):26-35.

4. Ruíz García D, Solar Salaverri L. Esclerosis múltiple. Rev Cubana Med Gen Integr. 2006;22(2):1-11.

5. López Tricas J. Esclerosis múltiple [Internet]. info-farmacia.com. 2014 [cited 30 January 2018]. Available from: http://www.info-farmacia.com/medico-farmaceuticos/revisiones-farmaceuticas/esclerosis-multiple-revision-farmacologica

6. Corrêa T, Alves C, Castro S, Oliveira E, Franco L, Ferreira A et al. Synthesis of 1,4-Anthracene-9,10-dione Derivatives and Their Regulation of Nitric Oxide, IL-1βand TNF-αin Activated RAW264.7 Cells. Chemical Biology & Drug Design. 2013;82(4):463-467.

7. Varo Sánchez G, Cuenca-López M, Fernández Ó, Jordan J. Dianas farmacológicas en la esclerosis múltiple. Revista de Neurología. 2011;53(1):27-34.

8. García Merino A, Ara Callizo J, Fernández Fernández O, Landete Pascual L, Moral Torres E, Rodríguez-Antigüedad Zarrantz A. Consenso para el tratamiento de la esclerosis múltiple 2016. Sociedad Española de Neurología. Neurología. 2017;32(2):113-119.

9. García Merino A, Fernández O, Montalbán X, de Andrés C, Arbizu T. Documento de consenso de la Sociedad Española de Neurología sobre el uso de medicamentos en esclerosis múltiple: escalado terapéutico. Neurología. 2010;25(6):378-390.

10. Carretero Ares J, Bowakim Dib W, Acebes Rey J. Neurología y Medicina Interna. Actualización: esclerosis múltiple. Medifam. 2001;11(9):516-529.

11. Lorna A. de Leoz M, T. Chua M, A. Endoma-Arias M, P. Concepcion G, J. Cruz L. A Modified Procedure for the Preparation of Mitoxantrone. Philippine Journal of Science. 2006;135(2):83-92.

12. Bermejo P, Oreja-Guevara C, Díez-Tejedor E. El dolor en la esclerosis múltiple: prevalencia, mecanismos, tipos y tratamiento. Revista Neurológica. 2010;50(2):101-108.

13. Esclerosis múltiple [Internet]. AdemÁvila. [cited 1 February 2018]. Available from: http://ademavila.hol.es/esclerosis/

14. Porras Betancourt M, Núñez Orozco L, Plascencia Álvarez N, Quiñones Aguilar S, Sauri Suárez S. Esclerosis múltiple. Rev Mex Neuroci. 2007;8(1):57-66.

15. Torrades Oliva S. Esclerosis múltiple y otras enfermedades desmielinizantes. OFFARM. 2004;23(11):86-90.

16. Hareesh Kumar P, Shiva Prakash S, Krishna Kumar S, Latha Diwakar, Chandrasekara Reddy G. Synthesis of Mitoxantrone Analogues and their in-vitro Cytotoxicity. International Journal of ChemTech Research. 2011;3(2):690-694

17. Criterios Diagnóstico McDonald para Esclerosis Múltiple (EM) - MedicalCRITERIA.com [Internet]. Medicalcriteria.com. 2010 [cited 5 February 2018]. Available from: http://www.medicalcriteria.com/es/criterios/neuro_ms_es.htm

18. Especializado D. Esclerosis múltiple [Internet]. Diagnóstico Especializado por Imagen. 2015 [cited 7 February 2018]. Available from: http://www.dei.org.mx/esclerosis-multiple-2/

19. Rovira A, Tintoré M, Álvarez-Cermeño J, Izquierdo G, Prieto J. Recomendaciones para la utilización e interpretación de los estudios de resonancia magnética en la esclerosis múltiple. Neurología. 2010;25(4):248-265.

20. Izquierdo G, Ruiz Peña J. Evaluación clínica de la esclerosis múltiple: cuantificación mediante la utilización de escalas. Revista Neurológica. 2003;36(2):145-152.

21. J. Scott L, P. Figgitt D. Mitonxantrone. A Review of its Use in Multiple Sclerosis. CNS Drugs. 2004;18(6):379-396.

22. La Agencia Europea del Medicamento autoriza el Ocrelizumab [Internet]. Esclerosis múltiple España. 2018 [cited 9 February 2018]. Available from: https://www.esclerosismultiple.com/la-agencia-europea-del-medicamento-autoriza-el-ocrelizumab/

23. F. Mateus H. S, G. Bernal C. L, Pachón B. D. ACTIVIDAD INMUNOLÓGICA EN ESCLEROSIS MÚLTIPLE. Semilleros Med. 2009;3(1):9-15.

24. Arcos Sánchez C, Salinas Vela F, Olmedilla González M. Nuevas perspectivas en el tratamiento de la Esclerosis múltiple. Sanidad militar. 2011;67(2):108-114.

25. White R, Durr F. Development of mitoxantrone. Investigational New Drugs. 1985;3(2):85-93.

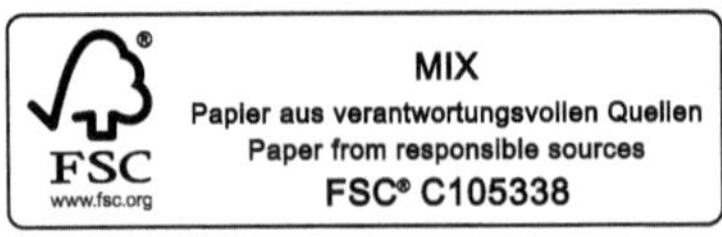

Printed by Books on Demand GmbH, Norderstedt / Germany